AF320500

Karina Vedia Castro

Epidemiología en la administración de servicios de salud

Karina Vedia Castro

Epidemiología en la administración de servicios de salud

Plan de asignatura en epidemiología en la administración de los servicios de salud

Editorial Académica Española

Imprint

Any brand names and product names mentioned in this book are subject to trademark, brand or patent protection and are trademarks or registered trademarks of their respective holders. The use of brand names, product names, common names, trade names, product descriptions etc. even without a particular marking in this work is in no way to be construed to mean that such names may be regarded as unrestricted in respect of trademark and brand protection legislation and could thus be used by anyone.

Cover image: www.ingimage.com

Publisher:
Editorial Académica Española
is a trademark of
International Book Market Service Ltd., member of OmniScriptum Publishing Group
17 Meldrum Street, Beau Bassin 71504, Mauritius

Printed at: see last page
ISBN: 978-620-0-32932-5

Copyright © Karina Vedia Castro
Copyright © 2019 International Book Market Service Ltd., member of OmniScriptum Publishing Group

ÍNDICE

PLAN DE ASIGNATURA

PLAN DE UNIDAD DE APRENDIZAJE

PLAN DE ASIGNATURA

1. DATOS GENERALES

Universidad:	
Facultad:	
Carrera o programa:	Licenciatura en Enfermería
Asignatura:	Epidemiología en la administración de servicios de salud.
Semestre/año:	5 to Semestre
Gestión:	
Carga horaria	Carga horaria semanal: 4horas Carga horaria semestral : 60 horas
Pre-requisitos:	Bioestadística I y II, Salud publica I,II,III,IV – Salud publica V.
Docente:	

2. JUSTIFICACIÓN

La epidemiología en la administración de los servicios de salud, estudia la distribución, frecuencia, determinantes, relaciones, predicciones y control de los factores relacionados con la salud y enfermedad en poblaciones humanas, además de realizar actividades de vigilancia epidemiológica en todos los programas de salud.

No cabe duda que la importancia que tiene la epidemiologia para los clínicos, profesionales de la salud que posean conocimientos acerca de la materia, favorecerá en su desempeño profesional, porque conocerán acerca de la distribución y determinantes sociales de la enfermedad que le ayudara en la precisión del diagnóstico.

Las enfermedades no se producen de forma aleatoria; tienen causas, muchas de ellas sociales, que pueden evitarse. Por tanto, muchas enfermedades podrían prevenirse si se conocieran sus causas. Los métodos epidemiológicos han sido cruciales para identificar numerosos factores etiológicos que, a su vez, han justificado la formulación de políticas sanitarias encaminadas a la prevención de enfermedades, lesiones y muertes prematuras.

La epidemiología se considera una ciencia básica de la medicina preventiva y una fuente de información para la de salud pública, por ello la salud pública va de la mano en el estudio de la relación causa-efecto entre exposición y enfermedad, la estadística cuantifica o mide los eventos y/o fenómenos que ocurren en la naturaleza. A través de la administración de los servicios de salud se pone en práctica los contenidos teóricos y prácticos ya aprendidos previamente.

3. PROPÓSITO GENERAL

Como propósito general, se espera que el estudiante logre describir y explicar la dinámica de la salud poblacional permitiendo intervenir en el curso natural de la enfermedad, además de realizar actividades de vigilancia epidemiológica que permita la evaluación de los servicios de salud.

4. COMPETENCIA

Aplica programas de vigilancia epidemiológica para la prevención de las enfermedades y la promoción en salud, según los protocolos de salud pública.

5. ORGANIZACIÓN DE LAS UNIDADES DEAPRENDIZAJE

Unidad 1: Vigilancia epidemiológica del Programa Ampliado de Inmunizaciones

Competencia	Aplica programas de vigilancia epidemiológica para la prevención de las enfermedades y la promoción en salud, según los protocolos de salud pública.
Elemento de competencia	Realiza una vigilancia de riesgos del P.A.I. teniendo como base la normativa del ministerio de salud.
Criterios de desempeño	a. La técnica y registro de vacunación son realizados según la normativa del ministerio de salud. b. Las coberturas de vacunación son graficadas y analizadas según la población meta asignada. c. Los procesos de salud y enfermedad son observados y examinados según su distribución. d. Las enfermedades prevenibles son controladas según las medidas de detección oportuna.

| | e. Las notificaciones de casos son monitoreadas permanentemente según el SNIS nacional. |
| | f. El proceso de vigilancia epidemiológica es socializado según los resultados encontrados. |

Saberes		
Saber (Conceptual)	**Saber Hacer (Procedimental)**	**Saber Ser (Actitudinal)**
Programa Ampliado de Inmunizaciones (b).	Interpretación y reconocimiento de los signos y síntomas de las enfermedades del PAI(a) (b).	Cuidado en la técnica de vacunación (a).
Enfermedades inmuno prevenibles (d).	Ejecución de la técnica y registro de la vacunación, siguiendo los pasos establecidos(a).	Honestidad en la recolección e interpretación de datos, demostrar auto eficiencia (todos).
Vacunación (a)	Ejecución de la vigilancia activa y pasiva (c).	Compromiso en el reconocimiento de signos y síntomas (todos).
Vigilancia epidemiológica (c).	Monitoreo permanentemente de casos (día, semana, mes) (c).	
Vigilancia epidemiológica de las enfermedades inmuno prevenibles (c).	Notificación de las enfermedades o del caso sospechoso de manera inmediata (e).	Confiabilidad en la recolección de información (todos).
Diagnóstico laboratorial, clínico, epidemiológico de las enfermedades inmuno prevenibles y toma y envío de muestras (d).	Recolección de la muestra según corresponda (d). Cuantificación de casos según edad y área geográfica, obtenido de los libros de registro, carnet de vacunación, formularios de notificaciones, lista de monitoreo, etc. (e).	Responsabilidad, en la consolidación de datos obtenidos (e). Responsabilidad para con la sociedad, notificando los datos (e).
Fuentes de información, Sub sistema general y Sub sistema específico (e).	Consolidación de los datos de manera semanal, mensual trimestral (e). Recolección, análisis e interpretación de los datos, obteniendo conclusiones y recomendaciones técnicas (e). Socialización del proceso y el resultado de la vigilancia epidemiológica (f).	Confidencialidad en el resultado laboratorial (d). Autonomía y compromiso en la recolección de la muestra (todos).

<table>
<tr><th colspan="2">EVIDENCIAS</th></tr>
<tr><th>De Producto</th><th>De desempeño</th></tr>
<tr>
<td>

– Organizador gráfico del Programa Ampliado de Inmunizaciones.
– Resumen del procedimiento de vacunación y registro de la misma.
– Resumen de las enfermedades inmuno prevenibles del PAI, definición de los casos sospechosos de cada enfermedad.

</td>
<td>

– Demostración de la técnica y registro de la vacunación.
– Identificación de signos y síntomas de las enfermedades del PAI.
– Demostración del correcto llenado de los formularios de logística del PAI.
– Demostración de la notificación, semanal, mensual del SNIS y SOAPS.
– Interpretación de la información obtenida y toma de decisiones.
– Consolidación de la información, graficar los resultados en los tableros de monitoreo.

</td>
</tr>
</table>

Unidad 2: Vigilancia epidemiológica en el Programa Tuberculosis

Competencia	Aplica programas de vigilancia epidemiológica para la prevención de las enfermedades y la promoción en salud, según los protocolos de salud pública.
Elemento de competencia	Ejecuta una vigilancia preventiva de la tuberculosis considerando la normativa del ministerio de salud.
Criterios de desempeño	a. La tuberculosis es clasificada basada en la localización anatómica de la enfermedad. b. Los pacientes son clasificados según la historia de tratamiento previo. c. La tuberculosis es identificada a través del reconocimiento sintomatológico establecido. d. La tuberculosis es detectada de forma pasiva y activa según las normas departamentales. e. La tuberculosis es diagnosticada de acuerdo a los métodos clínicos y bacteriológicos. f. La tuberculosis es tratada según las bases bacteriológicas, farmacológicas y operacionales. g. La tuberculosis es controlada según las normativas establecidas para cada nivel de atención. h. La tuberculosis es monitoreada a través de la programación y sistemas de información.

Saberes		
Saber **(Conceptual)**	**Saber Hacer** **(Procedimental)**	**Saber Ser** **(Actitudinal)**
Concepto de tuberculosis (a). Aspectos generales de la tuberculosis (b) Diagnóstico de la tuberculosis (c, d, e) Tratamiento de la tuberculosis, reacciones adversas a fármacos antituberculosos (rafa) (f) Prevención en tuberculosis y promoción de la salud (g) Control de infecciones en condiciones de programa y sistemas de información (h)	Clasificación basada en la localización anatómica de la enfermedad (a). Clasificación de los pacientes según el historial clínico (b). Identificación del tipo de tuberculosis a través de la sintomatología (c). Rastrillaje de la tuberculosis es de forma pasiva y activa (d). Ejecución del diagnóstico clínico y bacteriológico (e). Realización del tratamiento farmacológico de la tuberculosis. (f). Prevención de La tuberculosis en cada nivel de atención. (g). Monitoreo de la tuberculosis a través de la programación y sistemas de información. (h).	Seguridad en la clasificación de la enfermedad (a, b). Compromiso en el reconocimiento de signos y síntomas (b, c, d, e). Confidencialidad en el resultado laboratorial (e). Responsabilidad, en el tratamiento (f). Honestidad en la recolección e interpretación de datos, demostrar auto eficiencia (g, h).

EVIDENCIAS	
De Producto	**De desempeño**
Resumen de los tipos de tuberculosis. Mapa conceptual de los tipos de diagnóstico de tuberculosis. Organizador gráfico del tratamiento de la tuberculosis	Identificación de signos y síntomas de la tuberculosis. Diagnóstico clínico y lectura de resultado laboratorial. Administración de tratamiento antituberculoso. Graficar el resultado del monitoreo. Manejo logístico de los formularios de rastrillaje y monitoreo de la tuberculosis.

Unidad 3: Vigilancia epidemiológica en el Programa Rabia

Competencia	Aplica programas de vigilancia epidemiológica para la prevención de las enfermedades y la promoción en salud, según los protocolos de salud pública.
Elemento de competencia	Realiza vigilancia preventiva del programa Rabia con base a la normativa del ministerio de salud.
Criterios de desempeño	a. la rabia canina es controlada a través de campañas de vacunación antirrábica canina. b. La rabia canina es identificada a través del reconocimiento sintomatológico. c. La rabia canina es controlada a través del seguimiento de casos. d. La rabia humana es diagnosticada según los métodos clínicos. e. La rabia humana es tratada según el esquema establecido. f. La rabia es monitoreada según la población asignada.

Saberes		
Saber (Conceptual)	**Saber Hacer (Procedimental)**	**Saber Ser (Actitudinal)**
Aspectos generales de la rabia (a) Diagnóstico de la rabia canina (b) Prevención de la rabia canina y control de foco(c) Diagnóstico de la rabia humana (d) Tratamiento de la rabia humana (e) Monitoreo y notificación de la rabia. (f)	Organización de campañas de vacunación antirrábica canina (a). Identificación sintomatológica y laboratorial de la rabia canina (b). Control de la rabia canina, seguimiento de casos. (c). Identificación de los métodos diagnósticos de la rabia humana (d). Ejecución del tratamiento antirrábico humano (e). Monitoreo y notificación de casos de rabia (f).	Seguridad en la organización de campañas(a). Compromiso en el reconocimiento de signos y síntomas (b). Responsabilidad, en el tratamiento y seguimiento de casos(c, e). Honestidad en la recolección, reporte e interpretación de datos (f).

EVIDENCIAS	
De Producto	**De desempeño**
Resumen de los tipos de rabia. Mapa conceptual de los tipos de diagnóstico y tratamiento de rabia humana y canina. Llenado de formularios de notificación de la rabia humana y canina.	Identificación de signos y síntomas de la rabia. Diagnóstico clínico y lectura de resultado laboratorial. Casos clínicos sobre el tratamiento de la rabia humana. Graficar el resultado del monitoreo. Manejo logístico y monitoreo de la rabia.

Unidad 4: Vigilancia epidemiológica en el Programa Chagas

Competencia	Aplica programas de vigilancia epidemiológica para la prevención de las enfermedades y la promoción en salud, según los protocolos de salud pública.
Elemento de competencia	Realiza una vigilancia preventiva del Chagas según la normativa del ministerio de salud.
Criterios de desempeño	a. la enfermedad de Chagas es identificada de acuerdo a la sintomatología y zona geográfica. b. la enfermedad de Chagas es diagnosticada a través de diferentes métodos diagnósticos. c. La enfermedad de Chagas es captada de forma pasiva y activa según el tipo de establecimiento. d. La enfermedad de Chagas es tratada según la situación clínica del paciente. e. La enfermedad de Chagas es controlada según las medidas de prevención establecidas.

Saberes		
Saber (Conceptual)	**Saber Hacer (Procedimental)**	**Saber Ser (Actitudinal)**
Aspectos generales de la enfermedad de Chagas (a). Diagnóstico de la enfermedad de Chagas (b). Tratamiento de la enfermedad de Chagas, y Chagas congénito (d). Prevención de la enfermedad de Chagas y Chagas congénito (e). Control de infecciones, vector enfermedad de Chagas (c, e).	Identificación de la enfermedad de Chagas de acuerdo a la sintomatología y zona geográfica(a). Identificación diagnostica clínica y laboratorial de la enfermedad de Chagas (b). Prevención y captación de La enfermedad de Chagas (e). Ejecución del tratamiento de La enfermedad de Chagas (d). Monitoreo y control de La enfermedad de Chagas (e).	Seguridad en la identificación de la enfermedad (a, b). Compromiso en la captación de la enfermedad (e). Responsabilidad, en el diagnóstico y tratamiento (b, d). Confidencialidad en el resultado laboratorial (b). Honestidad en la recolección e interpretación de datos (e).

EVIDENCIAS	
De Producto	**De desempeño**
Resumen de la enfermedad de Chagas. Organizador gráfico del tratamiento de la enfermedad de Chagas. Mapa conceptual de los tipos de diagnóstico de la enfermedad de Chagas.	Identificación de signos y síntomas de la enfermedad de Chagas Diagnóstico clínico y lectura de resultado laboratorial. Administración de tratamiento dela enfermedad de Chagas. Graficar el resultado del monitoreo. Manejo logístico y monitoreo de la enfermedad de Chagas.

Unidad 5: Vigilancia epidemiológica en el Programa Materno Infantil

Competencia	Aplica programas de vigilancia epidemiológica para la prevención de las enfermedades y la promoción en salud, según los protocolos de salud pública.
Elemento de competencia	Ejecuta una vigilancia de promoción del programa materno infantil teniendo como base a la normativa del ministerio de salud.
Criterios de desempeño	a. Los adolescentes son atendidos de forma integral según las normas establecidas. b. Las mujeres en edad fértil, embarazo y puerperio son captadas para su atención según las normas establecidas. c. Las consultas prenatales son promovidas a través de métodos de captación. d. Los niños menores de 12 años son atendidos según los protocolos establecidos.

Saberes		
Saber (Conceptual)	**Saber Hacer (Procedimental)**	**Saber Ser (Actitudinal)**
Atención integral al adolecente (a). Atención a la mujer fértil, durante el embarazo y puerperio (b). Atención al menor de 2 meses (d). Atención al menor de 5 años (d) Atención al niño de los 5 a los 12 años (d).	Atención integral al adolecente (a). Atención de las mujeres en edad fértil, embarazo y puerperio (b). Vacunación a las mujeres en edad fértil y embarazadas (b). Atención de los menores de 12 años (d). Interpretación de los protocolos de atención (todos). Consolidación de las consultas atendidas e interpretación de datos (todos).	Seguridad en la atención integral (todos). Compromiso en la captación de pacientes (todos). Responsabilidad en la consolidación e interpretación de datos (todos).

EVIDENCIAS	
De Producto	**De desempeño**
Resumen de las prestaciones para la atención. Mapa conceptual de los protocolos de atención.	Atención integral en salud de todos los grupos. Interpretación de datos obtenidos. Vacunación a las mujeres en edad fértil.

6. METODOLOGÍA

En la clase, el estudiante tendrá la oportunidad de adquirir un aprendizaje significativo, que facilitará su formación para responder a situaciones reales en el ámbito profesional, para este fin el docente asume un rol estimulador y facilitador del proceso pedagógico. El progreso del estudiante se afirmará en la adquisición de destrezas, técnicas para una eficiente atención en salud. Entre las destrezas más importantes que se pretende que los estudiantes adquieran y desarrollen están: la técnica de vacunación, la capacidad de distinguir los signos y síntomas de las enfermedades, el manejo logístico del PAI, tuberculosis, Chagas, rabia y programa materno infantil además de notificar las enfermedades, monitorear y consolidar los datos obtenidos, también obtendrán cualidades que permitan al estudiante conservar el más alto nivel competitivo y ético durante toda su vida. Las técnicas de enseñanza a emplear se basan en el aprendizaje basado en problemas, simulaciones, exposiciones dialogadas, polinización de saberes, organizadores gráficos, la evaluación saber, saber hacer y saber ser.

7. EVALUACIÓN

Unidad 1: Vigilancia epidemiologia en el Programa Ampliado de Inmunizaciones.

Elemento de competencia	Realiza una vigilancia de riesgos del P.A.I. teniendo como base la normativa del ministerio de salud.			
Criterios de desempeño	**Actividades de evaluación**	**Tipo de evaluación**	**Instrumento**	**Puntaje**
La técnica y registro de vacunación son realizados según la normativa del ministerio de salud.	Los estudiantes participaran en la lluvia de ideas respecto al PAI y la vigilancia epidemiológica.	Heteroevaluacion Diagnostica	Cuestionario	
Las coberturas de vacunación son graficadas y analizadas según la población meta asignada.	Dinámica grupal "puntos clave" sobre vigilancia epidemiológica.	Coevaluacion Sumativa	Rubrica	25%
	Cada estudiante procederá a realizar la práctica simulada de la vacunación.	Heteroevaluacion Sumativa	Lista de cotejo	50%
	Cada estudiante elaborara el cuadro de monitoreo.	Heteroevaluacion Sumativa	Rubrica	25%
Los procesos de salud y enfermedad son observados y examinados según su distribución.	En grupos se realiza la Dinámica grupal "buscando pistas" formando la sintomatología de una afección.	Coevaluacion Sumativa	Rubrica	25%
Las enfermedades prevenibles son controladas según las medidas de detección oportuna.	En grupos se realizara la simulación de toma y envió de muestra de las enfermedades del PAI.	Heteroevaluacion Formativa	Lista de cotejo	50%

	El estudiante completara la tabla LQHA	Autoevaluación formativa	Hoja LQHA	25%
Las notificaciones de casos son monitorizadas permanentemente según el SNIS nacional.	Los estudiantes realizaran de forma individual el ejercicio del manejo logístico del PAI,	Heteroevaluacion Formativa	Lista de cotejo	100%
El proceso de vigilancia epidemiológica es socializado según los resultados	Prueba escrita para evaluar la unidad	Heteroevaluacion Sumativa	Prueba escrita	100%
	Autoevaluación del módulo.	Autoevaluación Formativa	Lista de cotejo	100%

Unidad 2: Vigilancia epidemiológica en el Programa Tuberculosis.

Elemento de competencia	Ejecuta una vigilancia preventiva de la tuberculosis considerando la normativa del ministerio de salud.			
Criterios de desempeño	**Actividades de evaluación**	**Tipo de evaluación**	**Instrumento**	**Puntaje**
La tuberculosis es clasificada basada en la localización anatómica de la enfermedad.	Los estudiantes realizaran la interpretación de un caso clínico identificando la clínica de la tuberculosis.	Heteroevaluacion Sumativa	Rúbrica	25%
Los pacientes son clasificados según la historia de tratamiento previo.	En grupos de 5 personas los estudiantes realizaran un resumen de los tipos de tuberculosis.	Coevaluacion Sumativa	Rúbrica	25%
	En los mismos grupos los estudiantes elaboraran de un organizador gráfico de la sintomatología de los diferentes tipos de tuberculosis.	Heteroevaluacion Formativa	Lista de cotejo	50%

La tuberculosis es identificada a través del reconocimiento sintomatológico establecido.	Cada estudiante elaborara un mapa conceptual de los tipos de diagnóstico de tuberculosis.	Heteroevaluacion Sumativa	Rubrica	25%
La tuberculosis es detectada de forma pasiva y activa según las normas departamentales.	Cada estudiante realizara la interpretación de los resultados laboratoriales otorgados.	Heteroevaluacion Formativa	Rubrica	25%
La tuberculosis es diagnostica según a los métodos clínicos y bacteriológicos.	En grupos de 7 estudiantes, realizaran un simulacro de la atención y consulta de un paciente diagnosticado con Tuberculosis.	Heteroevaluacion Sumativa	Lista de cotejo	50%
La tuberculosis es tratada según las bases bacteriológicas, farmacológicas y operacionales.	Cada estudiante realizara un organizado grafico del tratamiento de la tuberculosis.	Coevaluacion Formativa	Rubrica	25%
La tuberculosis es controlada según las normativas establecidas para cada nivel de atención.	Los estudiantes realizaran la interpretación de un caso clínico del tratamiento de TB	Heteroevaluacion Sumativa	Lista de cotejo	25%
La tuberculosis es monitorizada a través de la programación y sistemas de información.	Los estudiantes realizaran el simulacro del manejo logístico de la tuberculosis	Heteroevaluacion Sumativa	Lista de cotejo	50%

Unidad 3: Vigilancia epidemiológica en el Programa Rabia

<table>
<tr>
<td>Elemento de competencia</td>
<td colspan="4">Realiza vigilancia preventiva del programa Rabia con base a la normativa del ministerio de salud.</td>
</tr>
<tr>
<td>Criterios de desempeño</td>
<td>Actividades de evaluación</td>
<td>Tipo de evaluación</td>
<td>Instrumento</td>
<td>Puntaje</td>
</tr>
<tr>
<td>La rabia canina es controlada a través de campañas de vacunación antirrábica canina.</td>
<td>Los estudiantes en grupos de 5 personas realizan un resumen de los tipos de rabia.</td>
<td>Heteroevaluacion Sumativa</td>
<td>Rubrica</td>
<td>50%</td>
</tr>
<tr>
<td>La rabia canina es identificada a través del reconocimiento sintomatológico.</td>
<td>En grupos de 5 personas se realizara la simulación de atención a un paciente que sufrió una mordedura canina.</td>
<td>Heteroevaluacion Sumativa</td>
<td>Lista de cotejo</td>
<td>50%</td>
</tr>
<tr>
<td>La rabia canina es controlada a través del seguimiento de casos.

La rabia humana es diagnostica según a los métodos clínicos.</td>
<td>Los estudiantes realizaran un mapa conceptual de forma individual de los tipos de diagnóstico y tratamiento de rabia humana y canina.</td>
<td>Coevaluacion Sumativa</td>
<td>Rúbrica</td>
<td>100%</td>
</tr>
<tr>
<td rowspan="2">La rabia humana es tratada según el esquema establecido.

La rabia es monitorizada según la población asignada.</td>
<td rowspan="2">Los estudiantes realizaran el llenado de formularios de notificación de rabia humana y canina.

Prueba escrita</td>
<td>Heteroevaluacion Sumativa</td>
<td>Lista de cotejo</td>
<td>100%</td>
</tr>
<tr>
<td>Heteroevaluacion Sumativa</td>
<td>Prueba escrita.</td>
<td>100%</td>
</tr>
</table>

Unidad IV: Vigilancia epidemiológica en el Programa Chagas

Elemento de competencia	Realiza una vigilancia preventiva del Chagas según la normativa del ministerio de salud.			
Criterios de desempeño	**Actividades de evaluación**	**Tipo de evaluación**	**Instrumento**	**Puntaje**
La enfermedad de Chagas es identificada de acuerdo a la sintomatología y zona geográfica. La enfermedad de Chagas es diagnosticada a través de diferentes métodos diagnósticos.	En grupos de 5 personas realizaran un resumen de la enfermedad de Chagas. Los estudiantes de forma individual elaboraran un mapa conceptual de los tipos de diagnóstico de la enfermedad de Chagas.	Heteroevaluacion Sumativa Coevaluacion Sumativa	Rubrica Escala de apreciaciones	50% 50%
La enfermedad de Chagas es captada de forma pasiva y activa según el tipo de establecimiento. La enfermedad de Chagas es tratada según la situación clínica del paciente.	Los estudiantes en grupos de 5 elaboraran un organizador gráfico del tratamiento de la enfermedad de Chagas. Autoevaluación	Heteroevaluacion Sumativa Autoevaluación Formativa	Rubrica Lista de cotejo	50% 50%
La enfermedad de Chagas es controlada y monitorizada según las medidas de prevención establecías	Los estudiantes en grupos de 5 personas interpretaran un caso clínico identificando la sintomatología del mal de Chagas. Prueba escrita	Heteroevaluacion Sumativa Heteroevaluacion Sumativa	Lista de cotejo Prueba escrita	100% 100%

Unidad V: Vigilancia epidemiológica en el Programa Materno Infantil

Elemento de competencia	Ejecuta una vigilancia de promoción del programa materno infantil teniendo como base la normativa del ministerio de salud.			
Criterios de desempeño	**Actividades de evaluación**	**Tipo de evaluación**	**Instrumento**	**Puntaje**
Los adolescentes son atendidos de forma integral según las normas establecidas. Las mujeres en edad fértil, embarazo y puerperio son captadas para su atención según las normas establecidas.	Los estudiantes realizaran un resumen de las prestaciones para la atención pública. En grupos de 5 personas realizaran un mapa conceptual de los protocolos de atención.	Heteroevaluacion Sumativa Coevaluacion Formativa	Rubrica Rúbrica	50% 50%
Las consultas prenatales son promovidas a través de métodos de captación. Los niños menores de 12 años son atendidos según los protocolos establecidos.	En grupos de 5 personas realizaran el simulacro de la atención integral al paciente de cada grupo etario. Autoevaluación	Heteroevaluacion Sumativa Autoevaluación Formativa	Lista de cotejo Cuestionario LQHA	100% 100%
	Prueba escrita Cada estudiante será evaluado a través del ECOE, la atención de todos los programas en salud del ministerio.	Heteroevaluacion Sumativa Heteroevaluacion Sumativa	Prueba escrita. ECOE	100% 100%

8. CRONOGRAMA DE ACUERDO AL NÚMERO DE SESIONES

UNIDAD	NOMBREDELAUNIDAD	Nº DE SESIONES
Unidad I	Vigilancia epidemiologia en el Programa Ampliado de Inmunizaciones.	6
Unidad II	Vigilancia epidemiológica en el Programa Tuberculosis.	6
Unidad III	Vigilancia epidemiológica en el Programa Rabia.	6
Unidad IV	Vigilancia epidemiológica en el Programa Chagas.	6
Unidad V	Vigilancia epidemiológica en el Programa Materno Infantil.	8

PLAN DE UNIDAD DE APRENDIZAJE

1. DATOS GENERALES

Carrera o programa:	Licenciatura en Enfermería
Asignatura:	Epidemiologia
Unidad de aprendizaje:	Vigilancia epidemiológica del P.A.I.
Semestre/año:	5 to semestre
Gestión:	
Carga horaria:	4 horas semana/ 12 horas unidad

2. COMPETENCIAS

Competencia:	Aplica programas de vigilancia epidemiológica para la prevención de las enfermedades y la promoción en salud, según los protocolos de salud pública.
Elemento de competencia:	Realiza una vigilancia de riesgos del P.A.I. teniendo como base la normativa del ministerio de salud.

3. CRITERIOS DE DESEMPEÑO, EVIDENCIAS

CRITERIOS DE DESEMPEÑO
a. La técnica y registro de vacunación son realizados según la normativa del ministerio de salud.
b. Las coberturas de vacunación son graficadas y analizadas según la población meta asignada.
c. Los procesos de salud y enfermedad son observados y examinados según su distribución.
d. Las enfermedades prevenibles son controladas según las medidas de detección oportuna.
e. Las notificaciones de casos son monitoreadas permanentemente según el SNIS nacional.
f. El proceso de vigilancia epidemiológica es socializado según los resultados encontrados.

EVIDENCIAS	
De Producto	**De desempeño**
– Organizador gráfico del Programa Ampliado de Inmunizaciones. – Resumen del procedimiento de vacunación y registro de la misma. – Resumen de las enfermedades inmuno prevenibles del PAI, definición de los casos sospechosos de cada enfermedad.	– Demostración de la técnica y registro de la vacunación. – Identificación de signos y síntomas de las enfermedades del PAI. – Demostración del correcto llenado de los formularios de logística del PAI. – Demostración de la notificación, semanal, mensual del SNIS y SOAPS. – Interpretación de la información obtenida y toma de decisiones. – Consolidación de la información, graficar los resultados en los tableros de monitoreo.

4. SABERES

Saber (Conceptual)	Saber Hacer (Procedimental)	Saber Ser (Actitudinal)
– Programa Ampliado de Inmunizaciones (b). – Enfermedades inmuno prevenibles (d) – Vacunación (a) – Vigilancia epidemiológica (c). – Vigilancia epidemiológica de	– Interpretación y reconocimiento de los signos y síntomas de las enfermedades del PAI(a) (b). – Ejecución de la técnica y registro de la vacunación, siguiendo los pasos establecidos(a). – Ejecución de la vigilancia activa y pasiva(c). – Monitoreo permanentemente de casos (día, semana, mes) (c). – Notificación de las enfermedades o del caso	– Cuidado en la técnica de vacunación (a). – Honestidad en la recolección e interpretación de datos, demostrar auto eficiencia (todos). – Compromiso en el reconocimiento de signos y síntomas (todos). – Confiabilidad en la recolección de información (todos).

las enfermedades inmuno prevenibles (c). – Diagnóstico laboratorial, clínico, epidemiológico de las enfermedades inmuno prevenibles y toma y envío de muestras (d). – Fuentes de información, Sub sistema general y Sub sistema específico (e).	sospechoso de manera inmediata (e). – Recolección de la muestra según corresponda (d). – Cuantificación de casos según edad y área geográfica, obtenido de los libros de registro, carnet de vacunación, formularios de notificaciones, lista de monitoreo, etc. (e). – Consolidación de los datos de manera semanal, mensual trimestral (e). – Recolección, análisis e interpretación de los datos, obteniendo conclusiones y recomendaciones técnicas (e). – Socialización del proceso y el resultado de la vigilancia epidemiológica (f).	– Responsabilidad, en la consolidación de datos obtenidos (e). – Responsabilidad para con la sociedad, notificando los datos (e). – Confidencialidad en el resultado laboratorial (d). – Autonomía y compromiso en la recolección de la muestra (todos).

5. PROPOSITO DE LA UNIDAD

Es fundamental que los estudiantes adquieran habilidades, técnicas y procedimientos en el manejo logístico del PAI, para un óptimo desempeño en la salud pública, a través de la orientación que se constituya en el marco del Programa Ampliado de Inmunización (PAI), aplicando la observación y el análisis de la ocurrencia y distribución de los eventos o fenómenos de salud-enfermedad.

6. SECUENCIA DIDACTICA

PLAN DE CLASE 1

Fases/momentos	Situaciones didácticas (actividades)	Recursos	Tiempo	Evaluación
Inicio - Preinstruccional *Presentación de propósitos*	Presentación docente – estudiantes, dar a conocer el propósito de la unidad.	Data	10 minutos	
Motivación	Proyección de un video sobre la vacunación y la vigilancia epidemiológica enfatizando los beneficios de la misma.	Data	15 minutos	
Recuperación de conocimientos previos	Lluvia de ideas respecto al PAI y la vigilancia epidemiológica.	Hojas Lápiz Pizarrón Marcadores	35 minutos	Heteroevaluacion Diagnostica Cuestionario (Anexo 1)
Desarrollo – Coinstruccional *Contrastación de conocimientos previos con los nuevos contenidos (presentación de la nueva información)*	Exposición dialogada docente sobre el PAI y las enfermedades inmuno prevenibles, método de diagnóstico, recolección de muestra.	Computadora Data	30 minutos	
	Se solicita a los estudiantes en los grupos conformados que realicen un organizador gráfico del PAI, vocero del grupo presenta el producto	Paleógrafos Marcadores Hojas de color, Tijeras Colores,	20 minutos	
Estructuración de conocimientos nuevos	Dinámica "puntos clave "sobrevigilancia epidemiológica, monitoreo y gráfica de los resultados los grupos conformados presentan su producto.	Hojas, marcadores Pizarra	20 minutos	Coevaluacion Sumativa Rubrica (Anexo 2)
	Resumen del procedimiento de vacunación y registro de la misma.	Hojas lápiz	10 minutos	
Aplicabilidad	Organización de grupos de 5 personas, para la explicación de la técnica y registro de la vacunación. Cada estudiante procederá a realizar la	Jeringas, frasco de vacunas, paquetes fríos torundas de	60 minutos	Heteroevaluacion Sumativa Lista de cotejo (Anexo 4)

Fases/momentos	Situaciones didácticas (actividades)	Recursos	Tiempo	Evaluación
	practica simulada de la vacunación, para ello se otorgara al estudiante el protocolo que debe cumplir (Anexo 3) Cada estudiante elabora el cuadro de monitoreo, a partir de datos proporcionados (Anexo 5)	algodón maniquí y/o paciente simulado carnet de vacunación libro de registro Hoja de monitoreo	30 minutos	Heteroevaluacion Sumativa Rubrica (Anexo 6)
Finalización – postinstruccional Síntesis	Elaboración de mapas conceptuales el docente realiza el cierre de la unidad basándose en los mapas conceptuales	Pizarra Marcadores	10 minutos	
Metacognicion	El estudiante completa la tabla, para que de esta manera analice sus logros y pueda recordar lo que aprendió en clase.	Hoja LQHA	5 minutos	Autoevaluación Formativa Hoja LQHA (Anexo 7)

PLAN DE CLASE 2

Fases/momentos	Situaciones didácticas (actividades)	Recursos	Tiempo	Evaluación
Inicio - Preinstruccional *Presentación de propósitos*	Presentación docente – estudiantes, recordatorio del propósito de la unidad.	Data	5 minutos	
Motivación	Proyección de un video sobre vigilancia epidemiológica de las enfermedades inmuno prevenibles.	Data	10 minutos	
Recuperación de conocimientos previos	Organizador previo PAI, e vigilancia epidemiológica de las enfermedades inmuno prevenibles.	Data, computadora	35 minutos	Heteroevaluacion Diagnostica Cuestionario LQHA (Anexo 7)

<u>Desarrollo –</u> <u>Coinstruccional</u> *Contrastación de conocimientos previos con los nuevos contenidos (presentación de la nueva información)*	En grupos de 6 personas se realizara la elaboración y exposición de ilustraciones sobre la vigilancia epidemiológica de las enfermedades inmuno prevenibles. Formulación de preguntas intercaladas.	Paleógrafos Marcadores Hojas Colores	40 minutos	
Estructuración de conocimientos nuevos	Los estudiantes en los grupos conformados realizaran un resumen de la vigilancia epidemiológica del PAI, vocero del grupo presenta el producto	Hojas blancas	30 minutos	
	Dinámica "buscando pistas" los grupos conformados buscaran una serie de pistas que enlazadas forman la sintomatología de una afección.	Sobres, hojas de color Gráficos	30 minutos	Coevaluacion Sumativa rubrica (Anexo 2)
Aplicabilidad	Los estudiantes interpretan y reconocen la sintomatología de cada enfermedad. En grupos se realizara la simulación de toma y envió de muestra de las enfermedades del PAI.	Hojas y lápiz Jeringas Frascos de recolección de muestras.	30 minutos 60 minutos	Heteroevalua cion Formativa Lista de cotejo (Anexo 8)
<u>Finalización –</u> <u>postinstruccional</u> *Síntesis* *Meta cognición*	El docente realiza el cierre de la unidad basándose en los resúmenes elaborados El estudiante completa la tabla LQHA	Pizarra Marcadores Hoja LQHA	. 20 minutos 10 minutos	Autoevaluación formativa Hoja LQHA (Anexo 7)

PLAN DE CLASE 3

Fases/momentos	Situaciones didácticas (actividades)	Recursos	Tiempo	Evaluación
<u>Inicio</u> - <u>Preinstruccional</u> *Presentación de propósitos*	Presentación docente – estudiantes, recordatorio del propósito de la unidad.	Data	5 minutos	
Motivación	Proyección de video prevención de enfermedades y promoción a la salud.	Data	15 minutos	
Recuperación de conocimientos previos	Lluvia de ideas respecto la vigilancia epidemiológica y sistemas de información.	Pizarrón Marcadores	40 minutos	Heteroevaluacion Diagnostica Cuestionario LQHA(Anexo 7)
<u>Desarrollo –</u> <u>Coinstruccional</u> *Contrastación de conocimientos previos con los nuevos contenidos (presentación de la nueva información)*	Exposición dialogada sobre fuentes de información, Sub sistema general y Sub sistema específico.	Computadora Data	30 minutos	
	Los estudiantes conforman grupos realizan un organizador grafico sobre los sistemas de información, vocero del grupo presenta el producto	Paleógrafos Marcadores Hojas de color Tijeras	20 minutos	
Estructuración de conocimientos nuevos	En grupos conformados los estudiantes realizan el ABP acerca de las notificaciones y casos sospechosos, vocero socializa el producto.	Hojas Lápiz Pizarra Marcadores	20 minutos	
Aplicabilidad	Demostración por parte de la docente del manejo logístico y consolidación de todos los formularios del PAI, los estudiantes realizan de forma individual el ejercicio.	Libro de registro Hoja de monitoreo Data Computadora	60 minutos	Heteroevaluacion Formativa Lista de cotejo (Anexo 9))
	Prueba escrita para evaluar la unidad	Hojas, lápiz	20 minutos	Heteroevaluacion Sumativa Prueba escrita (Anexo 10)

Finalización – postinstruccional Síntesis Meta cognición	Docente realiza el cierre de la unidad a través de una retroalimentación general Autoevaluación del módulo.	Pizarra Marcadores Hoja LQHA	10 minutos 10 minutos	Autoevaluación Formativa Lista de cotejo (Anexo 11)

BIBLIOGRAFIA

BOLIVIA. MINISTERIO DE SALUD BOLIVIA (2016). *"Manual técnico del Programa Ampliado de Inmunización familiar y   comunitario Programa Ampliado de Inmunización"*. La Paz: Ministerio de Salud.

DIAZ BARRIGA, F., HERNANDEZ, G. (1998). *"Medios e instrumentos de evaluación"*

MINISTERIO DE SALUD BOLIVIA (2010). *"Curso de capacitación en la prevención y control de la tuberculosis"*. Bolivia- La Paz: Ministerio de Salud.

MINISTERIO DE SALUD Y DEPORTES PROGRAMA, NACIONAL DE CONTROL DE CHAGAS (2007). *"Chagas congénito- Estrategias de diagnóstico y control"*. Bolivia- Cochabamba: 2da Edición.

OPS/OMS- MINISTERIO DE SALUD Y DEPORTES (2013). *"Capacitación para la aplicación de los cuadros de procedimientos de la atención integrada al continuo del curso de la vida: adolescente- mujer en edad fértil- embarazo, parto y puerperio- recién nacido/a- niño/a menor de 5 años-niño/a de 5 a menor de 12 años"*. Bolivia- La paz: Ministerio de Salud.

ORGANIZACIÓN PANAMERICANA DE LA SALUD (2006). *"Curso de gerencia para el manejo efectivo del Programa Ampliado de Inmunización (P.A.I.) Modulo I"*. Washington, D.C: OPS.

ORGANIZACIÓN PANAMERICANA DE SALUD (2006). *"Curso de gerencia para el manejo efectivo del Programa Ampliado de Inmunización (PAI) Modulo II"*. Washington, D.C: OPS.

ORGANIZACIÓN PANAMERICANA DE SALUD (2006). *"Curso de gerencia para el manejo efectivo del Programa Ampliado de Inmunización (PAI) Modulo V"*. Washington, D.C: OPS.

ORGANIZACIÓN PANAMERICANA DE SALUD (2006). *"Curso de gerencia para el manejo efectivo del Programa Ampliado de Inmunización (PAI) Modulo VI"*. Washington, D.C: OPS.

UNIVERSIDAD MAYOR DE SAN SIMÓN - FACULTAD DE MEDICINA "Dr. AURELIO MELEÁN" ESCUELA DE GRADUADOS Y EDUCACIÓN CONTINUA (2018). *"Plan de Asignatura – Recurso"*

ANEXOS

ANEXO 1

Cuestionario diagnostico PAI

Carrera o programa:	Licenciatura en Enfermería
Asignatura:	Epidemiologia
Unidad de aprendizaje:	Vigilancia epidemiológica del P.A.I.
Tiempo	
Nombre	

El propósito del presente cuestionario es el de identificar el grado de información con el que cuenta respecto al manejo administrativo del Programa Ampliado de Inmunización, por lo que le agradecemos su participación y la veracidad en las respuestas.

1.- ¿Que es el PAI?

R

2.- ¿A qué temperatura se mantienen las vacunas en un servicio de salud y cuantas veces se toma la temperatura?

R

3.- ¿Que enfermedades previene las vacunas del PAI?

R

4.- Anota a que edad se administra las siguientes vacunas:

OPV - IPV	
PENTAVALENTE	
ROTARIX - BCG	
DT ADULTO	
SRP - FA	

5 ¿Conoce usted la forma del llenado de las fichas epidemiológicas?

R

6.- Mencione que formularios son necesarios para la logística del P.A.I.

R

7- Indique que informes se presentan al finalizar el mes

R

Rubrica para la Coevaluacion de aprendizaje

Carrera o programa:	Licenciatura en Enfermería
Asignatura:	Epidemiologia
Unidad de aprendizaje:	Vigilancia epidemiológica del P.A.I.
Tiempo	
Nombre del evaluado	
Nombre del evaluador	

Realiza la siguiente rubrica para evaluar el comportamiento y proceso de aprendizaje de tú compañero.

Criterios	(4) Muy Bueno	(3) Bueno	(2) Regular	(1) Necesita mejorar	Puntaje
Actitud	Siempre ha participado muy activamente aportando ideas, haciendo observaciones muy interesantes.	Casi siempre ha participado muy activamente aportando ideas, haciendo observaciones muy interesantes.	Casi nunca ha participado activamente aportando ideas, haciendo observaciones interesantes.	No participa activamente aportando ideas, ni realizando observacione s.	
Aportación	Ayuda a organizar el trabajo, aporta información relevante y de fuentes confiables.	Ayuda a organizar, y muestra información relevante dentro del plazo.	Entrega información pero fuera de los plazos acordados.	No entrega la información ni fuera del plazo.	
Ritmo de trabajo	Sigue el ritmo del grupo, no se retrasa en su trabajo.	A veces no sigue el ritmo y hay que ayudarle en su trabajo.	No sigue el ritmo, se retrasa y hay que ayudarle constantemen te.	No sigue el ritmo, se retrasa y no permite que lo ayuden.	
Resolución de conflictos	En situaciones de conflicto expresa su opinión, argumenta pero escucha a los demás y tiene en cuenta su opinión tratando de llegar a un acuerdo.	En situaciones de conflicto expresa su opinión y la de los compañeros pero no hace nada por llegar a un acuerdo.	En situaciones de conflicto expresa su opinión pero no escucha ni tiene en cuenta la de los demás.	En situaciones de conflicto se niega a colaborar.	

Total

Protocolo de vacunación

Carrera o programa:	Licenciatura en Enfermería
Asignatura:	Epidemiologia
Unidad de aprendizaje:	Vigilancia epidemiológica del P.A.I.

PROTOCOLO
Procedimiento para la aplicación de la vacuna

Conocimientos previos que requiere el estudiante (prerrequisitos).
Anatomía y fisiología de la región, conocimiento de la vacuna.

Escenario en el que se desarrollará la actividad de aprendizaje (condiciones mínimas para que se realice adecuadamente, ya sea en institución o en comunidad).
Ambiente físico: cómodo, confortable y privado. Laboratorio de Habilidades

Materiales necesarios para desarrollar el entrenamiento (Equipo, material fungible, guías de estudio, etc.).
<ul><li>Jeringas</li><li>Frasco de vacunas</li><li>Paquetes fríos</li><li>Torundas de algodón</li><li>Maniquí y/o paciente simulado</li><li>Carnet de vacunación</li><li>Libro de registro</li></ul>

Pasos que el estudiante debe seguir para desarrollar la habilidad	**Condiciones mínimas de ejecución (calidad en el desempeño)**
Lava las manos con la técnica adecuada.	1 Sin condiciones.
Saca el frasco correcto que contiene la vacuna.	2 Siguiendo normas de asepsia y antisepsia
Lee la etiqueta y comprueba que sea la vacuna correcta, verifica la fecha de expiración y el lote.	3 Sin condición.
Coloca el frasco con vacuna sobre el paquete frio	4. Manipula la vacuna de forma correcta
Saca el tapón de protección metálica del frasco y limpia el caucho con una torunda de algodón humedecida en agua hervida o jabonosa.	5 Siguiendo normas de asepsia y antisepsia
Con la jeringa de administración, extrae 0,5 ml de la vacuna.	6 De acuerdo a los pasos de administración de fármacos.
Confirma que la dosis de la vacuna a aplicar sea de 0,5 ml.	7. Verifica el proceso
Comunica al paciente el procedimiento a realizar	8 De forma cordial, y entendible

Solicita a la persona que se descubra el brazo, puede ser el izquierdo o el derecho.	9 Descubrir solo lo necesario.
Limpia el lugar de la aplicación con una torunda humedecida en agua hervida, con movimientos de arriba hacia abajo, rotando la torunda y cuidando no volver a pasarla por la parte que ya fue limpiada.	10 Siguiendo normas de asepsia y antisepsia
Con una mano toma la piel entre los dedos índice y pulgar, con la otra mano, inyectar la vacuna introduciendo la aguja a 90 grados (vía intramuscular profunda) en la región deltoidea.	11 Identificando la región de forma correcta
– Retira la aguja con un movimiento firme.	12 con seguridad retirar con un movimiento rápido, apretar la zona de punción con el algodón para favorecer la absorción.
Presiona el lugar de aplicación de la vacuna con una torunda, sin masajear, para evitar la fuga de vacuna	13 Sin condición
Desecha la jeringa, sin tapar la aguja, en la caja para corto punzante.	14 Siguiendo normas de Bioseguridad.
Registra en el carnet único del PAI, la dosis y la fecha de aplicación	15 En el sitio correspondiente.
Comunica al paciente la fecha de la siguiente vacuna, y la importancia del cumplimiento.	16 De forma cordial
Anota con lápiz e indicar la fecha para la próxima dosis.	17 En el sitio correspondiente.
Registra en el cuaderno de vacunación los datos de la persona vacunada.	18 En el sitio correspondiente.

Lista de cotejo para la evaluación de la técnica y registro de la vacunación

Carrera o programa:	Licenciatura en Enfermería	Asignatura:	Epidemiología
Unidad de aprendizaje:	Vigilancia epidemiológica del P.A.I.	Fecha	

A continuación, se presenta una lista de cotejo en la cual deberá marcar con una "X" si el estudiante ejecuta la acción. Al finalizar complete la información que se le solicita al pie de la lista de cotejo.

INDICADORES	Puntaje	EST 1	EST 2	EST 3	EST 4	EST 5	EST 6	EST 7	EST 8
1. Lava las manos con la técnica adecuada.	5								
2. Saca el frasco correcto que contiene la vacuna.	5								
3. Lee la etiqueta y comprueba que sea la vacuna correcta, verifica la fecha de expiración y el lote.	5								
4. Coloca el frasco con vacuna sobre el paquete frío y manipula la vacuna de forma correcta	5								
5. Saca el tapón de protección metálica del frasco y limpia el caucho con una torunda de algodón humedecida en agua hervida o jabonosa.	5								
6. Con la jeringa de administración, extrae 0,5 ml de la vacuna.	5								
7. Confirma que la dosis de la vacuna a aplicar sea de 0,5 ml.	5								

8. **Comunica** al paciente el procedimiento a realizar	5								
9. Solicita a la persona que se descubra el brazo, puede ser el izquierdo o el derecho.	5								
10. Limpia el lugar de la aplicación con una torunda humedecida en agua hervida, con movimientos de arriba hacia abajo, rotando la torunda y cuidando no volver a pasarla por la parte que ya fue limpiada.	5								
11. Con una mano toma la piel entre los dedos índice y pulgar, con la otra mano, inyectar la vacuna introduciendo la aguja a 90 grados (vía intramuscular profunda) en la región deltoidea.	10								
12. Retira la aguja con un movimiento firme.	5								
13. Presiona el lugar de aplicación de la vacuna con una torunda, sin masajear, para evitar la fuga de vacuna	5								
14. Desecha la jeringa, sin tapar la aguja, en la caja para corto punzante.	5								
15. Registra en el carnet único del PAI, la dosis y la fecha de aplicación en el sitio correspondiente.									

16. Comunica al paciente la fecha de la siguiente vacuna, y la importancia del cumplimiento.	5							
17. Anota con lápiz e indicar la fecha para la próxima dosis.	5							
18. Registra en el cuaderno de vacunación los datos de la persona vacunada.	10							
Valoración cuantitativa	100%							
Valoración Cualitativa								

Fecha

Evaluador
Nombre y firma

ANEXO 5

Hoja de monitoreo

Carrera o programa:	Licenciatura en Enfermería
Asignatura:	Epidemiologia
Unidad de aprendizaje:	Vigilancia epidemiológica del P.A.I.
Nombre	

Llena los datos proporcionados y grafica la cobertura cumplida a la fecha:

- Población niños menores de 1 año 230
- Población mujeres puérperas 230
- Niños vacunados en enero 23, febrero 13,marzo 12, abril 22, mayo 16

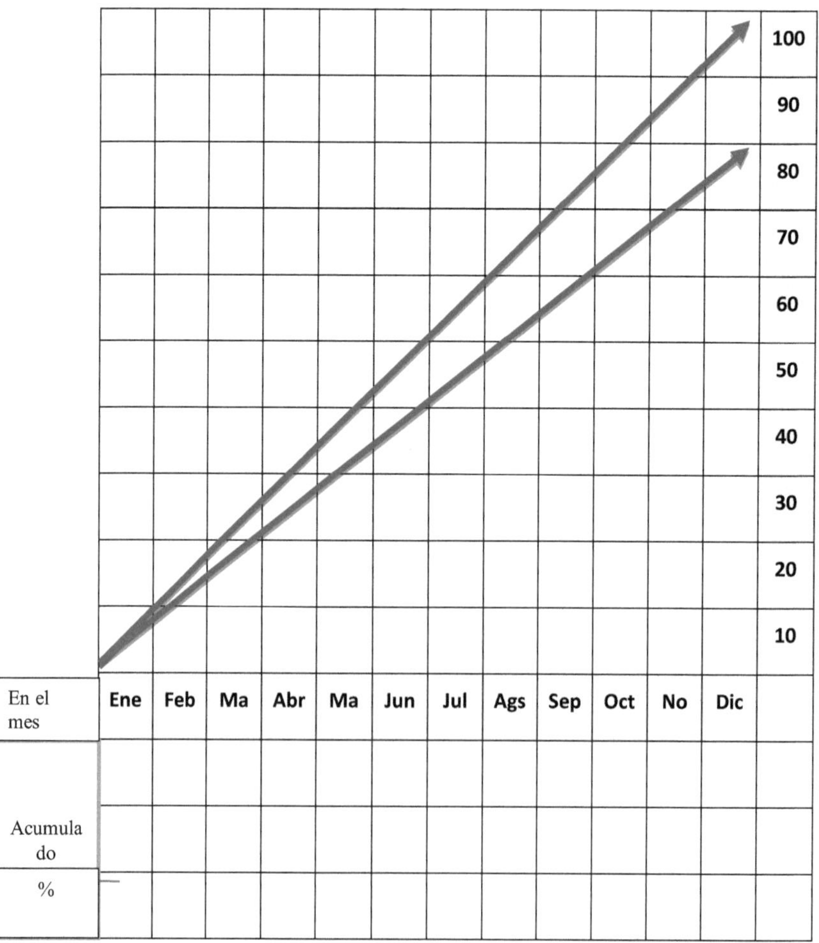

En el mes	Ene	Feb	Ma	Abr	Ma	Jun	Jul	Ags	Sep	Oct	No	Dic	
Acumulado													
%													

ANEXO 6

Rubrica para evaluar la elaboración de la hoja de monitoreo

Carrera o programa:	Licenciatura en Enfermería
Asignatura:	Epidemiologia
Unidad de aprendizaje:	Vigilancia epidemiológica del P.A.I.
Tiempo	
Nombre	

Criterios	(4) Muy Bueno	(3) Bueno	(2) Regular	(1) Necesita mejorar	Puntaje
Identifica la población meta	Reconoce la población meta y el área de cobertura que debe cumplir	Reconoce la población meta pero no el área de cobertura que debe cumplir	No reconoce la población meta, reconoce el área de cobertura que debe cumplir	No reconoce la población meta ni el área de cobertura que debe cumplir	
Escribe los datos en las casillas correspondientes	Anota todos los datos en las casillas sin cometer errores	Anota todos los datos en las casillas con 1 error	Anota todos los datos en las casillas con más de 2 errores	Anota algunos datos en las casillas con errores	
Grafica el aérea de cobertura con la unión de los puntos	Grafica la cobertura con la unión de los puntos sin errores	Grafica la cobertura con la unión de los puntos con 1 error	Grafica la cobertura con la unión de los puntos con más de 2 errores	No Grafica la cobertura con la unión de los puntos	

Total

ANEXO 7

Hoja LQHA

Carrera o programa:	Licenciatura en Enfermería
Asignatura:	Epidemiologia
Unidad de aprendizaje:	Vigilancia epidemiológica del P.A.I.
Nombre	

Lo que sé	Lo que quiero saber	Lo que aprendí

Anexo 8

Lista de cotejo para la evaluación de la toma y envió de muestra

Carrera o programa:	Licenciatura en Enfermería
Asignatura:	Epidemiologia
Unidad de aprendizaje:	Vigilancia epidemiológica del P.A.I.
Nombre	

Criterios	Indicadores	Valoración	
		Si	No
Toma de muestras	Para la recolección de muestras de los exudados faringo-amigdalinos se necesita una buena fuente de luz.		
	Colocar el cuello del paciente en hiperextensión, se le solicita que abra bien la boca, saque la lengua y emita un *aaaa* prolongado. La lengua se deprime suavemente con un abate lenguas y se guía el hisopo		
	Con el hisopo se recolecta una muestra de la mucosa faríngea, entre los pilares amigdalinos, realizando un movimiento suave de barrido de atrás hacia delante.		
	Tener el cuidado de no tocar la lengua u otro lugar de la cavidad bucal, para evitar la contaminación de la muestra.		
	Recolectar muestras con dos hisopos: el primero se debe colocar en el medio de transporte (*Amies* con carbón activado) y con el segundo hisopo se debe realizar extendidos o frotis en dos portaobjetos.		
	Después de realizar los extendidos, se debe esperar entre 10 a 15 minutos para que la muestra se seque, Luego fijar con fuego evitando quemar la muestra.		
	Identificar correctamente las muestras y los extendidos para enviarlos al laboratorio.		
	Si se observa la presencia de una pseudo membrana, se tomará la muestra por debajo de ésta.		

Observaciones generales	
Valoración cualitativa	
Fecha de elaboración	

39

ANEXO 9

Lista de cotejo para la evaluación del manejo logístico del PAI

Carrera o programa:	Licenciatura en Enfermería
Asignatura:	Epidemiologia
Unidad de aprendizaje:	Vigilancia epidemiológica del P.A.I.
Nombre	

Criterios	Indicadores	Valoración	
		Si	No
Monitoreo de coberturas	1. Verifica la disponibilidad el avance de coberturas por gerencias, municipios o establecimientos de salud actualizado y visible.		
	2. Verifica si el avance de coberturas es ascendente, cada mes de 8.3% para todas las vacunas, con proyección se logrará alcanzar el 95% esperado.		
	3. Verifica el total de municipios, cual es el porcentaje de municipios alcanzan una cobertura mayor o igual a 95%.		
	4. Aplica la siguiente fórmula del acumulado (1ª-3ª/1ª x 100), verifique si la deserción o abandono a esquemas no es mayor al 5%.		
	5. Realiza la siguiente aplicación (total dosis administradas en servicio/total dosis administradas en servicio y fuera de servicio x 100) obtenga el porcentaje vacunación en servicio.		
	6. Verifica los datos del SNIS con el consolidado del departamento y/o gerencia, si coinciden o no, aplicando el formulario nº 3 (Calidad de información).		
	7. Solicita y verifica en libro de actas la ejecución de reuniones de análisis de información del PAI, además de responsables por actividades a implementar en tiempos determinados para la mejora de debilidades en cualquiera de los indicadores del programa.		
Vigilancia epidemioló gica	1. Verifica el cuadro semanal de notificación de casos, actualizado, llenado con ceros si no hubo casos, también solicita y verifica los formularios semanales del SNIS.		
	2. Habiendo verificado la existencia de casos con el inciso anterior, solicita fichas de reporte con firmas y sellos de recibido en el nivel superior, así mismos informes de investigación u otros.		
	3. Verifica solicitando informe de indicadores: a. Tasa de PFA b. % Muestras adecuadas, c. % Investigación antes de 48 Hrs. d. %Notificación semanal negativa.		
	4. Verifica solicitando informe de indicadores: a. % Casos con muestras adecuadas b. % Investigación antes de 48 horas c. % Notificación semanal negativa d. % Casos completamente investigados, con fichas.		
	5. Solicita y verifique boletines elaborados con resultados de indicadores del PAI y/o vigilancia epidemiológica, pueden tomarse en cuenta las dos últimas gestiones. En observaciones registre cuantos al año.		

	6. Solicita y verifique el consolidado de búsqueda activa por redes, municipios o establecimientos, de acuerdo al nivel supervisado.		
	7. Verifica el mapa de municipio de riesgo.		
	8. Verifica si tiene identificado en mapa, los lugares donde se han implementado la vigilancia comunitaria y solicite actas de conformación, notas, planillas de asistencia de capacitaciones, socializaciones u otras constancias de la existencia de personas capacitadas en los barrios y/o comunidades para el reporte al establecimiento de enfermedades inmuno prevenibles o la notificación de monos muertos al personal de saluden aéreas endémicas de fiebre amarilla.		
	9. Pregunta al supervisado cuales son las definiciones de caso para las enfermedades mencionadas, si la respuesta es negativa realizar capacitación.		
	10. Pregunta también, cuales son las muestras a tomar si se presenta una de las enfermedades mencionadas.		
	11. Pregunta al supervisado cuales son los indicadores de la poliomielitis, sarampión/rubeola, si la respuesta es negativa realizar capacitación.		
	12. Pregunta al supervisado que entiende por ESAVIs, si la respuesta es negativa realizar capacitación.		
	13 Verifica la existencia de ficha disponibles, si la respuesta es negativa pregunte si conoce la ficha.		
	15. Si se ha evidenciado el reporte de casos graves, verificar si se ha realizado investigación del caso, observable en copia de informe enviado a nivel superior.		
	1. Solicita y verifique el cronograma de supervisión anual, en que meses se han programado y cuanto se ha ejecutado hasta la fecha.		
	2. Verifica la existencia de supervisiones en el último semestre aplicando todos los formularios.		
	3. Solicita los informes realizados al nivel supervisado, haciendo notar logros, actividades innovadores y/o debilidades encontradas con recomendaciones de mejoras.		
Supervisión Monitoreo y evaluación	4. Verifica el consolidado de monitoreos rápidos de cobertura con lo cual respaldo la cobertura administrativa y se realizan como mínimo uno por trimestre.		
	5. Solicita actas, notas de salida u otras constancias que asiste de forma permanente a esta actividad.		

Observaciones generales	
Valoración cualitativa	
Fecha de elaboración	

Evaluación del PAI

Nombre	
Asignatura	
Unidad de aprendizaje	
Semestre	
Tiempo	

Instrucción:

A continuación, se le presenta una serie de preguntas las cuales leerá atentamente y deberá encerrar en un círculo la o las respuestas correctas. **Cada pregunta tiene un valor de 7 puntos.**

1. Las vacunas son:
A) Suspensiones de microorganismos
B) Virus o bacterias vivos o inactivos
C) Fracciones o partículas proteicas de virus o bacterias
D) Fracciones de microorganismos

2. Los adyuvantes de las vacunas sirven para:
A) Inhibir la reproducción de los virus o bacterias
B) Estimular la producción de anticuerpos
C) Aumentar la respuesta inmune

3. Hay dos tipos de vacunas, de acuerdo a su composición
A) De virus o bacterias vivos y de virus o bacterias inactivos
B) Virales enteras y bacterianas enteras
C) De polisacáridos conjugados y de polisacáridos simples

4. La rapidez de absorción de la vacuna depende:
A) Del tipo de vacuna
B) De la fecha de caducidad
C) De la vía de administración

5. Cuando se aplican vacunas por vía intradérmica, la jeringa debe tener una inclinación de:
A) 90 grados
B). 15 grados
C). 45 grados

6. Las vacunas que se ven afectadas por la administración de inmunoglobulinas son:
A) Las vacunas inactivas como la pentavalente, dT, influenza, hepatitis B, y neumocóccica
B) Las vacunas vivas como la SRP, SR, FA, y antipolio
C) las vacunas inactivas y vivas como la dT SRP FA

7. El periodo máximo de uso de las vacunas liofilizadas BCG, FA y SR en frascos multidosis es de:
A) Tres horas
B) Seis horas
C) Cuatro días

8. La vacuna antineumocóccica previene:
A) La parotiditis
B) La influenza y la hepatitis B
C) Neumonías y meningitis bacterianas por neumococo

9. Existe una vacuna con la cual nunca se debe reiniciar el esquema de vacunación. Esta vacuna es:
A) Pentavalente
B) Antineumocóccica
C) SRP
D) dT

10. La elección de una estrategia de vacunación depende de:
A) Los fondos existentes para la campaña
B) La participación de las organizaciones sociales
C) La existencia de brigadas de vacunación

11. La canalización permite detectar personas que no han recibido vacunas o que no cuentan con el esquema de vacunación completo y remitirlas al servicio de salud o al puesto fijo.
A) Cierto
B) Falso

12. La vacunación segura implica producción de vacunas de calidad, transporte y almacenamiento adecuado, prácticas de inyecciones seguras y la vigilancia eficiente de ESAVIs.
A) Cierto
B) Falso

13. Una investigación inclusa es aquella que se interrumpe antes de llegar a un resultado.
A) Cierto
B) Falso

14. Nombra cuáles son las características de los ESAVIs leves, moderados y graves (por lo menos dos características por cada grupo).

1. A, B, C
2. C
3. A
4. C
5. C
6. B
7. B
8. C
9. D
10. A, B, C
11. A (canalización)
12. A
13. A
14

Leves/Dependiendo de la vacuna

Dolor, tumefacción, enrojecimiento en el sitio en el que se aplicó la vacuna. Cefalea, fiebre, mialgia, vómitos y diarrea.

Moderados/Dependiendo de la vacuna

Linfadenitis supurativa, lesiones osteoarticulares, becegeitis diseminada, llanto persistente, hipotonía, convulsiones, anafilaxia, encefalitis, síndromeviscerotrópico, trombocitopenia, poliomielitis asociada a la vacuna.

Anexo 11

Lista de cotejo para la Autoevaluación de aprendizajes

A continuación se le presenta una lista de cotejo en la cual usted deberá marcar con una x si realizo la acción.

Criterio	Si	No
Asistí a más del 90% de las clases.		
Sustento mis opiniones con argumentos sólidos.		
Tuve una participación activa en clases.		
Relaciono saberes previos con nuevos conocimientos.		
Propongo soluciones a problemáticas planteadas		
Demostré lo aprendido en la realización de las prácticas.		
Aplique lo aprendido en nuevas situaciones		
Fui responsable con mis tareas y deberes		
Respete la opinión y aportes de mis compañeros.		

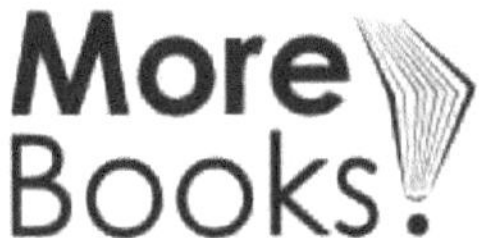

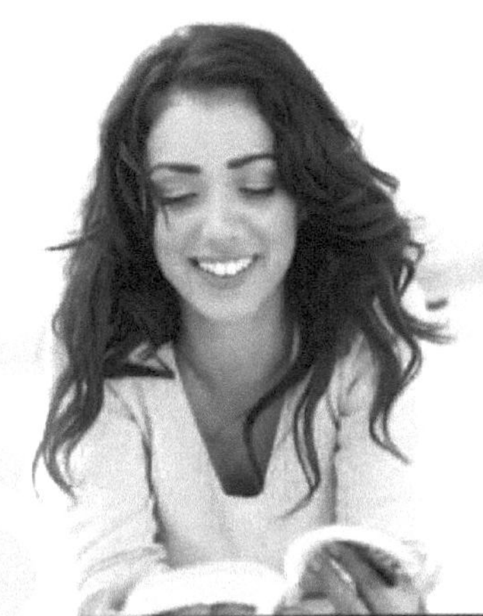

I want morebooks!

Buy your books fast and straightforward online - at one of world's fastest growing online book stores! Environmentally sound due to Print-on-Demand technologies.

Buy your books online at
www.morebooks.shop

¡Compre sus libros rápido y directo en internet, en una de las librerías en línea con mayor crecimiento en el mundo! Producción que protege el medio ambiente a través de las tecnologías de impresión bajo demanda.

Compre sus libros online en
www.morebooks.shop

KS OmniScriptum Publishing
Brivibas gatve 197
LV-1039 Riga, Latvia
Telefax: +371 686 204 55

info@omniscriptum.com
www.omniscriptum.com

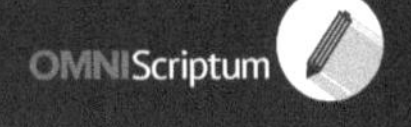

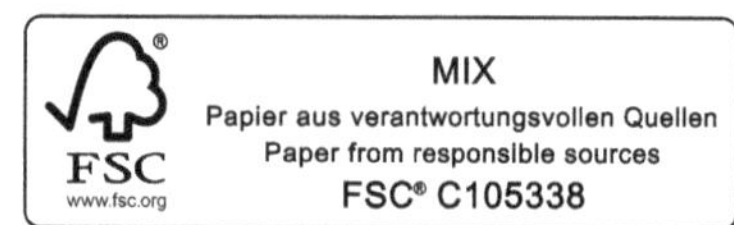

Printed by Books on Demand GmbH, Norderstedt / Germany